DE L'INFLUENCE

DU TRAVAIL SOUTERRAIN

SUR LA

SANTÉ DES MINEURS.

DU MÊME AUTEUR :

De l'Anémie et spécialement de l'anémie chez les mineurs, in-8o de VIII-232 pages. Paris, 1878 (librairie Lauwereyns).

Des Conditions hygiéniques des houillères, mémoire lu à la Sorbonne devant le congrès des sociétés savantes, brochure in-8o. Paris, Lauwereyns, 1878.

De l'élévation de la température dans les houillères et des phénomènes qui s'y rattachent au point de vue hygiénique. (Extrait des Annales d'hygiène publique et de médecine légale) brochure in-8o. Paris, librairie J.-B. Baillière et fils, 1878.

Des Mélanodermies et en particulier d'une mélanodermie parasitaire, in-8o de 104 pages. Paris 1872, (chez J.-B. Baillière et fils, éditeurs).

De l'Engorgement isolé ou primitif des glandes sous-maxillaires dans une épidémie d'oreillons. (Extrait du compte-rendu de la société des sciences médicales de Gannat, 1875-76). Brochure in-8o, chez Lauwereyns.

Note sur un cas de rougeole limitée à la moitié gauche du corps. (Compte-rendu de la société des sciences médicales de Gannat, 1876-77).

Note sur l'extraction d'un calcul développé dans la cavité buccale vers la base de la langue. (Extrait du compte-rendu de la société des sciences médicales de Gannat, 32e année, 1877-78). Brochure in-8o, librairie Lauwereyns.

De l'enseignement de la gymnastique dans les écoles au point de vue hygiénique et médical (Extrait du compte-rendu de la société des sciences médicales de Gannat). Brochure in-8o, Paris, Lauwereyns, 1878.

DE L'INFLUENCE
DU
TRAVAIL SOUTERRAIN
SUR LA
SANTÉ DES MINEURS

PAR LE DOCTEUR S.-PAUL FABRE
MÉDECIN DES MINES DE COMMENTRY
MEMBRE DE LA SOCIÉTÉ DE L'INDUSTRIE MINÉRALE
MEMBRE DE LA SOCIÉTÉ DE MÉDECINE PUBLIQUE ET D'HYGIÈNE PROFESSIONNELLE
MEMBRE DE LA SOCIÉTÉ DES SCIENCES MÉDICALES DE GANNAT
MÉDECIN EN CHEF DE L'HOPITAL DE COMMENTRY

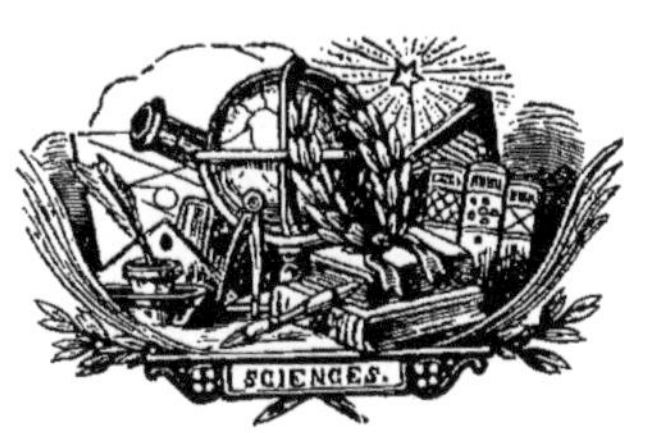

PARIS
H. LAUWEREYNS, LIBRAIRE-ÉDITEUR
2, RUE CASIMIR-DELAVIGNE, 2
1878

DE L'INFLUENCE
DU TRAVAIL SOUTERRAIN
SUR LA
SANTÉ DES MINEURS

CONSIDÉRATIONS GÉNÉRALES

Ce n'est pas sans quelque hésitation que j'aborde une étude dans laquelle bien des éléments de confusion existent encore. Dès le jour que mes recherches furent assez nombreuses pour me permettre d'en entrevoir les résultats, je n'eus pas de peine à constater que mes observations m'amenaient à des conséquences imprévues, et différant beaucoup de l'opinion qui a cours dans le monde scientifique. Je dus m'entourer de plus de précautions, et je cherchai à me rendre compte de cette divergence entre les idées reçues et les conclusions qui ressortaient de mes études.

J'ai cru en trouver la cause dans les considérations suivantes :

Si l'on se rapporte à ce qu'étaient, au point de

vue hygiénique, les exploitations de mines au commencement de ce siècle ; si, d'autre part, on réfléchit à ce qu'étaient dans leurs habitudes, leur régime, leur tempérament, leur vie privée, les ouvriers d'alors, on s'explique facilement que les maladies fussent nombreuses et très-fréquentes chez les mineurs.

Là est le point de départ de l'opinion vulgaire qu'il n'est pas de profession plus malsaine, plus dangereuse pour la santé et pour la durée de la vie, que la profession de mineur. Et cela a dû être vrai.

Aujourd'hui encore, dans beaucoup de mines, tant par suite de difficultés spéciales inhérentes à l'exploitation, que par suite du genre de vie des ouvriers, de leurs mauvaises habitudes, de leurs excès, etc., les mineurs se trouvent trop souvent dans des conditions très-défavorables à la santé. Il n'est pas jusqu'à l'influence de la race qui ne puisse jouer un rôle et prendre place, à titre de cause prédisposante et à côté des causes déjà énumérées, dans le cadre étiologique des maladies professionnelles des mineurs. On se rappelle même que, dans le bassin du Nord, il a été constaté que les enfants des houilleurs ont, dès leur naissance, certaines difformités et certains signes professionnels caractéristiques. Mais les houilleurs-nés deviennent de plus en plus rares, et ce type sera bientôt disparu, car, même en Belgique, il va tous les jours s'effaçant.

A la houillère de Commentry, j'ai eu la bonne fortune de pouvoir étudier les influences du travail souterrain, isolées, pour ainsi dire, de la plupart des autres causes malfaisantes. D'un côté, une exploitation faite dans les meilleures conditions hygiéniques possibles ; d'un autre côté, des ouvriers sobres et rangés, de vrais modèles d'ouvriers : tout cela devait faciliter singulièrement l'étude de l'action spéciale du milieu souterrain sur la santé des mineurs.

En relevant le nombre de journées perdues pour cause de maladie, comparativement chez les ouvriers du fond et chez les ouvriers occupés à l'extérieur de la mine, j'ai trouvé, en 1875-76, une moyenne de 2,56 journées perdues par an et par ouvrier du fond, et une moyenne de 2,46 journées perdues par an et par ouvrier de l'extérieur.

Ces chiffres, que je suis loin de vouloir présenter comme un résultat définitif, indiquent cependant que l'écart entre les conditions hygiéniques du travail souterrain et celles du travail extérieur, doit être peu considérable. Pour le moment, je pense devoir m'en tenir à cette conclusion générale, qui n'est d'ailleurs peut-être que provisoire.

Pour déterminer s'il existe des maladies plus spéciales aux ouvriers du fond, et quelles sont ces maladies, je crois devoir attendre. Les chiffres que j'ai en main ne me paraissent pas suffisants pour arriver à un résultat précis. On court, en effet, le risque de tomber sur des séries favorables à telle ou telle maladie.

Ainsi, dans un relevé que je viens de faire et portant sur 400 malades, je trouve :

Un cas d'angine pour 14 maladies internes ;

Une bronchite sur 7 maladies ;

Et une pneumonie sur 47 ;

Et chez les ouvriers de l'extérieur (trieurs, machinistes, terrassiers, chauffeurs, etc.), je constate :

Une angine pour 20 maladies internes ;

Une bronchite sur 6 ;

Et une pneumonie sur 20.

M'appuyant sur ces chiffres, m'avancerai-je à dire que les angines sont plus fréquentes chez les ouvriers de l'intérieur, et que le travail en plein jour favorise la production des bronchites et des pneumonies ?... Assurément non. Il est besoin de plusieurs contre-épreuves, d'autant plus qu'avant de faire cette statistique, je croyais au premier abord, et je l'ai même dit à la suite de la plupart des auteurs qui se sont occupés de la pathologie professionnelle des houilleurs, que les bronchites et les catarrhes pulmonaires, accompagnés ou non d'emphysème vésiculaire, se rencontraient beaucoup plus souvent chez les ouvriers du fond que chez les autres. Force nous est donc d'attendre avant de nous prononcer.

Mais, d'une manière générale, je dirai que les rhumatismes ne me paraissent pas jusqu'ici être plus fréquents chez les ouvriers de l'intérieur que chez ceux de l'extérieur ; que la phthisie s'est présentée chez les premiers beaucoup plus rarement que chez les derniers. Je n'ai vu, depuis près de six ans et sur 1.500 ouvriers de fond, que trois phthisiques ; deux sont morts, le troisième est en traitement.

Quant aux fièvres intermittentes, elles règnent d'une manière endémique à Commentry et n'ont rien de spécial aux mineurs.

Par contre, j'ai fréquemment constaté, chez les ouvriers du fond, certains troubles digestifs passagers, que l'on peut rattacher à l'embarras gastrique, et certains symptômes simulant l'anémie.

Mais dans la production de ces derniers états morbides, quelle part revient à chacune des conditions de milieu auxquelles sont soumis les mineurs dans les travaux souterrains? Est-on autorisé à les accuser toutes en bloc, comme on l'a fait généralement jusqu'ici? et n'y a-t-il pas moyen de déterminer l'action spéciale de la privation de la lumière solaire; des variations de la pression atmosphérique, de la chaleur, de l'humidité, de la ventilation, de la nature des minerais exploités, du travail propre à chaque ouvrier?

C'est ce que j'ai tenté.

1° INFLUENCE DE LA PRIVATION DE LA LUMIÈRE SOLAIRE.

Pour me rendre compte des effets de la privation de la lumière solaire sur l'organisme, j'ai pensé qu'il valait mieux rechercher ces effets sur les chevaux

Les hommes ne passent guère que dix heures sur vingt-quatre au fond de la mine ; ils n'y descendent pas les dimanches et les jours fériés ; les chevaux passent toute l'année à l'abri du soleil. — Or, j'ai compulsé les registres que tient M. Flandin, à l'infirmerie vétérinaire de la mine de Commentry, et dans un relevé portant sur trois années, j'ai trouvé un nombre un peu moindre de maladies chez les chevaux du fond que chez les chevaux de l'extérieur. En revanche, le chiffre des blessures était plus grand à l'intérieur.

On sait que l'on a imputé à la privation de la lumière solaire la production de l'anémie. Et c'est en raison de l'importance attribuée à l'influence de l'obscurité que le docteur Riembault a donné le nom d'*étiolement* à l'anémie des mineurs.

Profitant du jour de l'inventaire annuel, jour où tous les chevaux de la mine sont rassemblés dans la cour des écuries, j'ai procédé, en me servant du compte-globules, à l'examen du sang de 8 chevaux de fond, pris au hasard parmi les plus anciens dans la mine ; et comme terme de comparaison, j'ai examiné le sang de deux chevaux n'ayant jamais travaillé qu'à l'extérieur. Je n'ai pas constaté d'anémie.

Dans un travail paru récemment, je trouve les lignes suivantes :

« Tout mineur de houille présente de la décoloration générale des téguments et une teinte blond-roux ou châtain brûlé des cheveux, surtout dans la zône qui déborde la barrette dont la tête est couverte pendant le travail. Cette altération caractéristique du système pileux, qui lui est commune avec les gaziers, les ramoneurs, les goudronneurs de boulons, les distillateurs de goudron minéral et les ouvriers des agglomérés de houille et de brai, ne résulte point, comme on le croit vulgairement, des lavages fréquents au savon, puisqu'elle se rencontre aussi sur les chevaux du fond, dont le poil s'allonge et devient rude et terne, et de couleur souris ou alezan-brûlé.» (Anatole Manouvriez, *de l'Anémie des mineurs, dite d'Anzin*, p. 176).

Bien que le mémoire dont j'extrais ce passage ait été couronné par la Société de médecine de Saint-Etienne, me sera-t-il permis de trouver que ces affirmations sont trop absolues ? — Je connais beaucoup de mineurs et de vieux mineurs, dont les cheveux sont d'un très-beau noir et d'un noir uniforme, même dans la partie qui déborde le chapeau. J'avouerai même que je n'ai pas encore constaté d'altération du système pileux, pas plus chez les hommes que chez les chevaux.

Quant à la décoloration de la peau, je suis persuadé qu'on se hâte trop en l'attribuant à l'anémie. Il suffirait en effet d'invoquer la soustraction du mineur à l'action du grand air et de la lumière solaire pour expliquer la pâleur cutanée.

Il faut distinguer, en effet, dans la coloration de la peau, deux éléments : le pigment et le sang des capillaires. Le hâle est une augmentation du pigment cutané ; la chaleur solaire active la circulation superficielle. Il suffit donc qu'on soit soustrait à l'action de l'air et du soleil pour avoir une peau plus pâle que le cultivateur ou le marin, par exemple. Mais par cela seul, on n'est pas anémique.

2° INFLUENCE DES CHANGEMENTS DE LA PRESSION ATMOSPHÉRIQUE.

En Belgique, MM. Kuborn et Hamal ont constaté que la pression atmosphérique est plus faible au fond des mines qu'à la surface du sol.

« Les auteurs français qui ont écrit sur l'hygiène, dit le docteur Kuborn (1), prétendent que la pression barométrique au fond des mines est un peu plus forte que la pression atmosphérique. Nous l'avons trouvée plus faible. »

Cette assertion a si bien fait son chemin qu'on la trouve reproduite un peu partout, et le plus souvent sans la moindre objection, comme un fait acquis à la science. (Voir les deux *Dictionnaires de médecine;* v. Manouvriez, p. 146; v. Riche, p. 36, etc.) Et comme l'on a décrit une anémie des altitudes, il était tout simple d'attribuer l'anémie des mineurs à la diminution de pression.

(1) Étude sur les maladies particulières aux ouvriers mineurs. — 1862 — p. 27.

On n'y a pas manqué.

Dès 1876, j'avais constaté qu'au fond de la mine de Commentry, le baromètre suivait les lois ordinaires de la physique. M. Fayol a renouvelé les expériences, au mois d'avril dernier, et il a obtenu les mêmes résultats.

Il y a donc une augmentation de pression dans les mines; mais elle est généralement si peu marquée qu'elle ne peut exercer aucune influence appréciable sur la santé. L'état de nos chevaux le prouverait au besoin, si l'on ne savait, par les recherches de M. Paul Bert, qu'une augmentation de pression de plusieurs atmosphères, et une augmentation brusque, serait seule capable d'amener des troubles physiologiques sérieux.

3° INFLUENCE DE L'HUMIDITÉ.

Les effets de l'humidité sur les mineurs diffèrent beaucoup suivant que la température est basse ou élevée. Quelques cas de rhumatisme localisé, des arthrites, quelques sciatiques rhumatismales et des bronchites simples se sont présentés à mon observation, chez des mineurs qui avaient travaillé longtemps dans des galeries froides et humides, et spécialement quand ils avaient travaillé les pieds dans l'eau ou qu'ils avaient reçu, pendant un temps trop long, de l'eau froide dégouttant en pluie sur leur corps.

Entre 15° et 25°, les ouvriers travaillent assez longtemps sans fatigue dans un air même saturé d'humidité. Mais à partir de 30°, le travail devient beaucoup plus pénible ; l'exhalation pulmonaire et l'exhalation cutanée de la vapeur d'eau se faisant difficilement, le corps devient ruisselant de sueur en quelques instants, et les ouvriers se sentent rapidement incommodés et même harassés de fatigue.

Dans un chantier où le thermomètre marquait 31° 3/4 et dont l'air était seulement très-voisin de la saturation, les ouvriers ne pouvaient qu'avec peine travailler plus de 10 minutes de suite. Quatre ouvriers y dépilaient, en se remplaçant deux par deux. Après être restés une demi-heure sans travailler, la température axillaire des deux ouvriers s'était élevée de 6/10 de degré ; chez l'un, de 37 2/10, elle monta à 37° 8/10 ; chez l'autre de 36° 6/10 à 37° 2/10. Ils se mirent à travailler, et, au bout de dix minutes, leur température s'était encore accrue de 6/10 de degré. La sueur les inondait.

J'ai déjà à plusieurs reprises observé des éruptions chez les ouvriers qui travaillent trop longtemps dans de pareils chantiers. Ces éruptions m'ont toujours paru être de nature sudorale ; elles s'accompagnent quelquefois de vives démangeaisons ; à forme le plus souvent vésiculeuse, j'ai observé une fois la forme furonculeuse. Quelques jours de repos ou le changement de chantier suffisent généralement à faire disparaître ces éruptions. Dans deux cas cependant, les démangeaisons ont persisté plusieurs semaines après la cessation du travail dans un tel milieu.

4° INFLUENCE DE LA TEMPÉRATURE.

Tant que la température des galeries ne dépasse pas 20°, les mineurs travaillent à l'aise avec leur chemise et leur pantalon. A partir de 25 degrés, ils quittent généralement la chemise; et au-dessus de 30°, ils se débarrassent volontiers de leur pantalon.

Lorsque l'air n'est pas trop humide, les mineurs supportent assez longtemps et assez facilement le travail entre 30° et 40°; et leur santé n'en souffre guère que s'ils vont, tout en sueur, se refroidir en se reposant dans un chantier trop froid. Toutes les maladies qui reconnaissent pour cause un refroidissement brusque les menacent alors : bronchites aiguës, laryngites, pleurésies, pneumonies, angines, rhumatismes, etc.

Que si le travail dans un milieu trop chaud se prolonge, s'il dure plusieurs semaines, par exemple, on est obligé de faire changer les ouvriers de chantier; car alors surviendraient des phénomènes analogues non aux accidents morbides que l'on observe chez les cuisiniers, les repasseuses, les chauffeurs de machines à vapeur, en un mot, tous les ouvriers qui travaillent près du charbon en combustion, mais analogues plutôt aux troubles que l'on constate chez les ouvrières qui, dans les fabriques de soie, dans des ateliers où la température oscille entre 25° et 40°, sont occupées à faire le tirage des cocons et qui « présentent tous les caractères de l'anémie. » (1)

Dans les incendies souterrains, les ouvriers qui sont employés à combattre le feu sont exposés à des températures bien plus élevées. Cependant ils y restent exposés si peu de temps que, lorsqu'on peut leur envoyer, près de la houille en combustion, de l'air frais et pur, il ne survient aucun accident. Mais cela n'est pas toujours possible et trop souvent aussi ils ont, dans ces incendies, à se défendre d'autre chose que de la chaleur : je veux parler des fumées et des gaz.

5° PRÉSENCE DANS L'AIR DES MINES DE FUMÉES ET DE POUSSIÈRES.

Les fumées provenant des incendies souterrains et celles que produit la déflagration de la poudre et de la dynamite amènent des coryzas, des laryngites, des

(1) VILLERMÉ, *Annales d'Hygiène*, t. XXI, p. 357.

inflammations de la conjonctive. Elles irritent la muqueuse des voies respiratoires et provoquent des quintes de toux.

L'explosion des coups de mine, en même temps qu'elle développe de la fumée, projette dans l'air des poussières. Mais ces poussières se déposent généralement assez vite sur les parois des galeries, tandis que les fumées se dissipent très-lentement, surtout dans les galeries en cul-de-sac.

Les mineurs aux rochers ont peu à souffrir des poussières, qui d'ailleurs confondraient leur action avec celle de la fumée, en produisant sur l'organisme les mêmes effets.

La presque totalité des poussières qui se trouvent dans l'air des mines est respirée, d'un côté, par les piqueurs (poussière de charbon), d'un autre côté, par les remblayeurs. Il faut bien que la houille pulvérulente soit bien inoffensive, car, surtout dans les houillères où le charbon est très-friable, les ouvriers vivent dans une véritable atmosphère de charbon. Le bord libre de leurs paupières, leur muqueuse labiale, leurs narines sont littéralement noirs de charbon, à la fin de la journée de travail. Et si la houille était, comme on l'a récemment prétendu (1), assez *toxique* pour pro-

(1) « Aux manifestations cutanées, localisées aux points en contact avec la houille, dit le docteur Manouvriez (Anatole) dans son mémoire couronné par la société de médecine de Saint-Etienne, correspondent les éruptions causées par la coralline, le brai et les produits d'épuration du gaz d'éclairage et les accidents cutanés occasionnés par l'action locale de l'acide phénique.» (*De l'anémie des mineurs, dite d'Anzin*, p. 166-167).

duire des éruptions analogues à celles causées par la coralline etc., on doit se demander comment tous les piqueurs et même les simples trieurs ne sont pas couverts de pustules.

Les voies respiratoires des houilleurs sont *encombrées*, suivant l'expression du docteur Riembault, de poussières charbonneuses. Aussi, dès que survient une bronchite, les crachats sont-ils souvent colorés en noir. — Mais il ne faudrait pas prendre l'effet pour la cause, et jusqu'à plus ample informé l'on doit se contenter de dire : Les houilleurs catarrheux crachent noir, parce qu'ils ont de la poussière de charbon dans les poumons et dans les bronches ; mais ce n'est pas le charbon à expectorer qui donne des bronchites aux houilleurs, ce sont plutôt les bronchites qui les font cracher noir.

6° AIR CONFINÉ. — AIR VICIÉ PAR DES GAZ DÉLÉTÈRES OU SIMPLEMENT IRRESPIRABLES.

De toutes les conditions du milieu souterrain, celle qui paraît exercer la plus mauvaise influence sur la santé des mineurs, c'est la viciation de l'air. Et, bien que les progrès de la ventilation tendent tous les jours à annihiler de plus en plus cette influence, la présence de gaz irrespirables ou de gaz toxiques doit toujours préoccuper vivement l'esprit des ingénieurs et des médecins.

Le simple confinement de l'air dans des galeries incomplétement percées, et par conséquent ventilées très-mal ou pas du tout ou par simple diffusion, exerce sur les mineurs qui y séjournent trop longtemps une action analogue à l'asphyxie, à une asphyxie lente. Dans les culs-de-sac, en effet, malgré les ventilateurs à main et les tubes d'aérage, s'accumulent les produits de la respiration des hommes et souvent aussi des chevaux, les produits de la combustion des lampes, ceux de la décomposition des matières végétales ou animales qui peuvent se trouver dans ces galeries, et parfois aussi les produits de la déflagration de la poudre, auxquels viennent se joindre les émanations gazeuses des massifs exploités.

Tant que les hommes se remplacent assez vite dans ces travaux, les symptômes sont peu accentués et disparaissent rapidement. Aussi les ingénieurs doivent-ils veiller à faire changer ces postes d'ouvriers d'autant plus souvent que l'air est plus vicié. C'est surtout l'acide carbonique qui se trouve en abondance dans ces cas-là; d'autant que la combustion lente de la houille vient en accroître la quantité.

Mais d'autres gaz se rencontrent si fréquemment dans les houillères que je dois en dire quelques mots.

Et d'abord l'oxyde de carbone et l'hydrogène sulfuré, qui sont des poisons hématiques, en ce sens qu'ils agissent sur l'organisme en empêchant les fonctions des globules sanguins. Lorsque ces gaz se trouvent peu abondants, ils peuvent produire des phénomènes *analogues* à l'anémie, ce qui a dû donner le change lors de certaines *épidémies*.

Mais ces gaz ne se trouvent pas toujours et dans toutes les mines. S'appuyant sur quelques analyses, certains auteurs sont allés jusqu'à nier l'existence de l'hydrogène sulfuré dans les houillères, et du coup, ils ont révoqué en doute et même démenti l'action de ce gaz dans l'épidémie d'Anzin.

Or, l'hydrogène sulfuré se rencontre bien réellement dans les houillères. J'ai eu l'occasion, au mois d'août dernier, d'en observer les effets sur trois ouvriers de Commentry, et spécialement sur l'un d'eux qui resta inanimé près de dix minutes, eut des mouvements convulsifs, la respiration étant suspendue et les pupilles dilatées. Il resta plusieurs jours extrêmement affaibli. — C'est au moment où, par une percée, on rejoignait une vieille galerie inondée et en pente, que le gaz se dégagea.

L'hydrogène protocarboné lui-même ne se trouve pas dans toutes les mines. Bien des houillères n'ont pas de grisou. — J'en dirai autant de l'hydrogène bicarboné, de l'ammoniaque, des gaz sulfureux, qui ont été cependant signalés dans certaines analyses.

Mais ces derniers gaz existent si exceptionnellement dans les mines qu'ils ne peuvent exercer, que sous forme d'accident, une action malfaisante sur la santé des mineurs.

Quant aux gaz qui se dégagent lors des incendies souterrains, ce sont ceux de la distillation de la houille ; ils produisent rapidement l'asphyxie et l'on est obligé d'organiser un service de sauvetage. L'extinction des feux est d'ailleurs aujourd'hui singulièrement simplifiée par les appareils respiratoires ; les dangers sont bien amoindris et les asphyxies bien plus rares.

7° VENTILATION.

Les bienfaits de la ventilation sont tellement au-dessus des petits méfaits qui peuvent résulter d'une ventilation mal faite, que j'hésiterais presque à ranger la ventilation à la suite des influences qui causent une action nuisible sur la santé des mineurs. Et cependant il est bon de signaler, ne serait-ce que pour les éviter, les inconvénients provenant d'une ventilation irrégulière, trop lente ou trop rapide.

De plus, le trajet parcouru par l'air ne devrait jamais être trop long. Dans les galeries en percement, on devra chercher à envoyer de l'air frais si le chantier est trop chaud, de l'air modérément chaud si le chantier est trop froid.

8° INFLUENCE DE LA NATURE DE LEURS TRAVAUX SUR LA SANTÉ DES MINEURS.

Les piqueurs respirent de la poussière de charbon beaucoup plus que les boiseurs. Il y a moins de variété dans leurs mouvements musculaires : ils doivent donc se fatiguer plus vite. Marchant en avant des boiseurs, ils sont plus exposés à respirer les gaz qui peuvent s'échapper des fissures du massif.

Les remblayeurs respirent aussi beaucoup de poussières, et des poussières de diverses natures. Ils sont sujets au lumbago.

Le travail de nuit m'a paru jusqu'ici plus préjudiciable à la santé que le travail de jour.

Les mineurs aux rochers sont exposés ou plutôt s'exposent trop facilement à la respiration de la fumée et des gaz qui résultent de la déflagration des matières explosives. L'oxyde de carbone, l'hydrogène sulfuré, l'hydrogène carboné, et quelquefois, dans l'explosion de la dynamite, du bioxyde d'azote (BERTHELOT, Cours de chimie organique du Collège de France, *Revue des Cours scientifiques*, 1871, p. 759), sont les gaz délétères que les mineurs aux rochers respirent le plus souvent. Ils sont sujets à des inflammations aiguës des voies respiratoires : j'ai vu chez eux, déjà plusieurs fois, des cas d'asphyxie incomplète. Enfin, ils présentent fréquemment des troubles digestifs avec gastralgie.

9° NATURE DU MINERAI EXPLOITÉ.

L'influence du minerai exploité peut s'exercer en plein air aussi bien qu'au fond des mines. Mais ici il est en plus grande masse, et le confinement de l'air augmente l'action nuisible des minerais, surtout quand ce sont des minerais de mercure, de plomb ou d'arsenic.

Mais je veux parler surtout de la houille.

Le phénomène de la combustion lente implique une décomposition au moins partielle de la houille. Par contre, il se dégage des composés gazeux et surtout de l'acide carbonique.

On a avancé que la viciation de l'air augmente en raison de la rapidité de l'extraction et que le charbon abattu, « vu son état de division, présentant une plus grande surface d'oxydation à l'action de l'oxygène de l'air, acquiert une température plus élevée par le fait de sa combustion lente. » (MANOUVRIEZ, Anatole, *loc. cit.* p. 157).

Cela serait vrai théoriquement. Mais, en réalité, il n'en est point ainsi. « Car il faut compter avec la ventilation. Et cependant cela paraît tellement vraisemblable au premier abord que je semblerai formuler un paradoxe en disant : *Plus la combustion lente d'une quantité de houille abattue sera favorisée par l'arrivée de l'air en abondance, plus sera marqué l'abaissement de la température de cette même houille.*

« Nous savons que l'air qui circule dans les galeries et qui vient de l'extérieur est généralement plus froid que le charbon du massif. Si donc le charbon abattu, en présentant une plus grande surface au contact de l'air voit sa combustion lente activée, par contre, le même contact augmentera aussi la déperdition par le charbon abattu d'une somme de chaleur d'autant plus forte que l'air est plus froid et le renouvellement de l'air plus rapide.

« Il n'y aurait d'exception que si l'air était plus chaud que le charbon abattu, ce qui est très-rare, ou si la houille était à une température voisine de son point d'inflammation, ce qui est encore plus rare. » (1)

Une hypothèse a été émise depuis peu, qui considère la houille comme un poison produisant l'anémie. Cette hypothèse attend sa démonstration et je ne m'arrêterai pas à la réfuter. Il me suffira de la faire connaître. L'auteur, M. Manouvriez (Anatole), considère l'anémie des mineurs « comme une intoxication par absorption pulmonaire, cutanée et gastro-intestinale, des vapeurs des dérivés de la houille : amylène, hexylène, benzine, phénol, aniline, etc., produits de distillation et de combustion lentes de la houille exposée à l'air, qui se dégagent dans l'atmosphère confinée des mines pendant l'extraction. Parmi ces dérivés, les hydrocarbures les plus volatils (amylène

(1) Ce passage est extrait d'un mémoire que j'ai communiqué, en avril dernier, à la Société de médecine publique et d'hygiène professionnelle, et intitulé : « De l'élévation de la température dans les houillères et des phénomènes qui s'y rattachent au point de vue hygiénique. »

hexylène, etc.) et l'aniline paraissent jouer le rôle principal dans la production de la maladie. » (1)

Si l'anémie des mineurs avait réellement cette origine, il ne devrait pas, semble-t-il, y avoir de houilleurs indemnes de cette affection. Mais il sera temps de discuter l'influence des hydrocarbures, quand on aura décelé la présence dans les houillères de ces dérivés du goudron de houille, non-seulement à l'état liquide, mais même à l'état de vapeur. Et, jusqu'au moment où l'on aura découvert ces produits, quand je verrai des mineurs présenter des sueurs abondantes, j'en ferai remonter la cause soit à leur affaiblissement, soit à la température du chantier. Tandis que pour M. Manouvriez (Anatole), « il est naturel que les houilleurs anémiques éprouvent des sueurs habituelles, puisque la benzine, absorbée par la respiration, tend à s'éliminer par les sueurs, et que l'aniline et la nitro-benzine, pénétrant par la peau et les poumons, déterminent des sueurs continuelles chez les ouvriers employés à leur obtention et à leur rectification. » (2)

RÉSULTATS GÉNÉRAUX DE CES DIVERSES INFLUENCES SUR LA SANTÉ DES MINEURS.

Toutes les conditions du travail souterrain que je viens de passer en revue exercent en somme, aujour-

(1) *De l'anémie des mineurs, dite d'Anzin*, mémoire couronné par la Société de médecine de Saint-Etienne, p. 194
(2) Loc. cit. p. 170.

d'hui, une action assez peu redoutable sur la santé des mineurs. Ainsi, à Commentry, sur un chiffre qui n'atteint pas 2.000 ouvriers, il y en a actuellement (au mois de septembre 1878) 148 qui ont travaillé plus de 30 années consécutives à la mine. Le nombre de ceux qui y travaillent depuis plus de 20 ans consécutifs dépasse le chiffre de 400.

Est-ce à dire qu'il ne reste plus rien à faire pour améliorer l'hygiène des houillères? Cela est loin de ma pensée.

De toutes les influences du milieu souterrain, celles qui me paraissent agir le plus fréquemment et d'une manière réelle et directe, celles qui produisent des troubles morbides appréciables, sont, à mes yeux :

En première ligne : l'humidité jointe à la chaleur ;

En deuxième ligne : le confinement de l'air ;

Enfin : la viciation de l'air par des gaz délétères.

Ces trois séries d'influences sont rangées par ordre de fréquence décroissante.

Mais l'humidité jointe à la chaleur produit des phénomènes habituellement passagers, quand le confinement de l'air ne vient pas compliquer la situation.

La viciation de l'air, à un degré suffisant pour produire des phénomènes morbides (comme dans les cas que j'ai cités plus haut d'empoisonnement par l'hydrogène sulfuré, ou d'asphyxie incomplète à la suite de coups de mine), est relativement rare.

Par contre, j'ai observé assez fréquemment, chez des ouvriers qui travaillent d'une façon suivie dans des galeries en cul-de-sac, une série de phénomènes morbides simulant l'anémie et que j'ai proposé d'appeler *anémie fonctionnelle.* De pareils phénomènes n'ont pas été constatés chez les chevaux ; et cela s'explique facilement, si l'on se rappelle que les chevaux ne circulent guère que dans des galeries vastes et bien aérées.

Dès le début de ma pratique professionnelle au milieu des houilleurs, je croyais à l'anémie vraie.

Et, en effet, face pâle, traits tirés, yeux caves, fatigue excessive, anéantissement complet, essoufflement facile, vertiges, peu ou point d'appétit, quelquefois des coliques, plus rarement un peu de diarrhée, des palpitations, une douleur à l'épigastre, des points de côté, de temps en temps un afflux subit de chaleur vers la tête, refroidissement facile des extrémités : tels sont les symptômes que présentent assez souvent les mineurs.

Mais ce n'est que rarement qu'on observe la décoloration des muqueuses, et les bruits de souffle au cœur et dans les vaisseaux du cou.

Ce dernier fait avait été déjà signalé par Boëns-Boisseau (1) et en dernier lieu, par M. Bourguet, de Graissessac (2), dans leurs études sur l'anémie des mineurs.

(1) Traité des maladies et des difformités des houilleurs.
(2) Gazette des hôpitaux, 1877.

Or, jusqu'ici, les bruits de souffle étaient, après l'analyse du sang, les signes les plus certains de l'anémie confirmée.

Le jour où je commençai d'appliquer la numération des globules à l'étude de l'anémie chez les mineurs, je fus surpris de trouver dans la plupart des cas un nombre de globules peu différent de la moyenne. Mais le plus souvent les globules avaient des dimensions plus petites et paraissaient plus pâles qu'à l'état normal.

Aujourd'hui que mes examens du sang faits au compte-globules atteignent le chiffre de 400, je suis arrivé aux conclusions suivantes :

Les symptômes de l'anémie fonctionnelle apparaissent chez des ouvriers qui travaillent plusieurs semaines de suite dans un chantier mal aéré. Ils surviennent de préférence chez ceux qui, par suite de fatigues antérieures, d'un embarras gastrique ou d'excès, offrent une moindre résistance à l'action morbifique d'un air confiné ou vicié.

Les phénomènes de l'anémie fonctionnelle s'expliquent de la même manière que ceux qui sont dus à l'anémie vraie. Ici, ce sont les globules trop peu nombreux qui n'apportent pas aux tissus une suffisante quantité d'oxygène; là, le manque d'oxygène est dans l'air, qui n'en donne pas assez aux globules.

Quelques jours, parfois quelques semaines de repos suffisent habituellement à faire disparaître l'anémie fonctionnelle. Exceptionnellement, elle est plus tenace;

alors, la soustraction absolue des mineurs aux influences qui lui ont donné naissance peut seule en triompher, et l'on doit interdire formellement le retour dans les galeries souterraines.

Nul doute que la persistance de l'anémie fonctionnelle ne finisse par aboutir à l'anémie vraie. Alors on devra conseiller le traitement classique de l'anémie, les toniques, les amers, les reconstituants, les ferrugineux. « Donnez du fer, dit le docteur Riembault, car attaquer l'état anémique, c'est, pour ainsi dire, prendre le taureau par les cornes. Le fer, un bon régime et la soustraction de la cause, sinon pour toujours, du moins pour un temps très-long, voilà les moyens de guérir et de guérir d'une manière durable l'étiolement, autrement dit, l'anémie grave qui affecte les mineurs. » (*Hygiène des ouvriers mineurs*, p. 186.)

Cependant, je dois ajouter que le fer est loin de suffire dans tous les cas.

Aujourd'hui que la science a marché, l'on est en droit de dire qu'il n'y a pas une *anémie des mineurs*.

L'anémie des mineurs d'Anzin fut, avant tout, un empoisonnement par de l'hydrogène sulfuré ; l'anémie ne fut que consécutive.

L'anémie des mineurs de Schemnitz avait succédé à une intoxication par les minerais de plomb.

L'anémie des mineurs de Villebœuf a été une anémie-asphyxie, consécutive à un empoisonnement par air confiné et vicié.

Quant aux cas décrits par M. Anatole Manouvriez sous le nom d'*anémie des mineurs*, on y trouve des entérites, des maladies de la peau, des intoxications, des maladies du foie : il y a de tout en un mot, même de l'anémie.

Si les mineurs peuvent être anémiques, ils le sont comme les autres hommes, mais sans aucun phénomène spécial autre que dans la cause. Bien plus, l'anémie vraie est aujourd'hui peut-être plus rare dans la profession de mineur que chez les ouvriers de beaucoup d'autres professions.

Car, somme toute, grâce aux progrès de l'hygiène aux soins donnés à l'aérage des galeries, au traînage des minerais opéré par les chevaux, à l'exclusion des femmes et des enfants des galeries souterraines, la profession de mineur est devenue une des moins insalubres.

On a cherché à prévenir le développement des maladies. Et on y arrive.

Guérir les maladies est bien ; les prévenir est mieux.

TABLE DES MATIÈRES

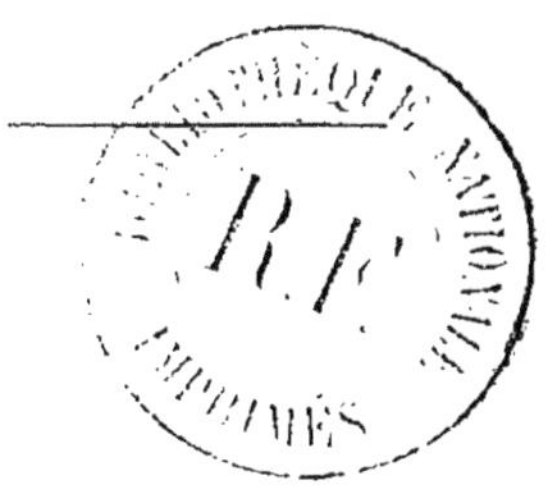

MONTLUÇON, TYPOGRAPHIE A. HERBIN.

30

www.ingramcontent.com/pod-product-compliance
Ingram Content Group UK Ltd.
Pitfield, Milton Keynes, MK11 3LW, UK
UKHW022200190726

BIBLIOTHEQUE NATIONALE DE FRANCE
3 7531 00720570 2

www.ingramcontent.com/pod-product-compliance
Ingram Content Group UK Ltd.
Pitfield, Milton Keynes, MK11 3LW, UK
UKHW022124190726
13855UKWH00003B/1025

9 782013 284905